BEI GRIN MACHT SICH IHR WISSEN BEZAHLT

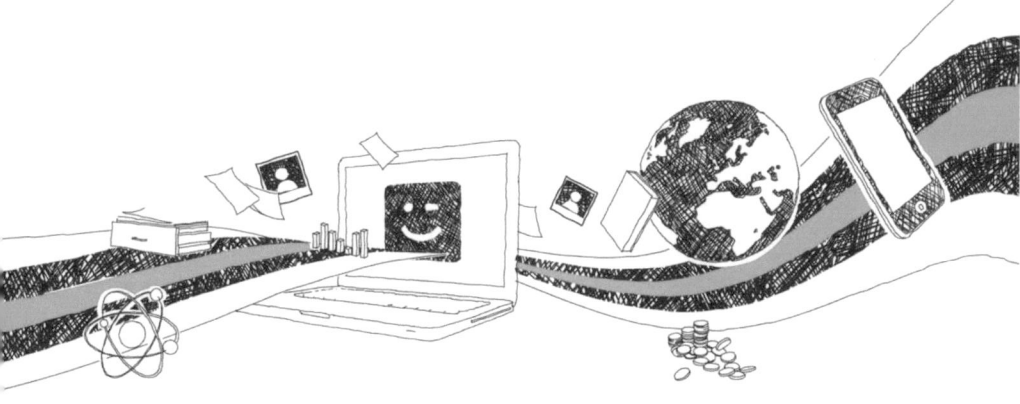

- Wir veröffentlichen Ihre Hausarbeit, Bachelor- und Masterarbeit

- Ihr eigenes eBook und Buch - weltweit in allen wichtigen Shops

- Verdienen Sie an jedem Verkauf

Jetzt bei www.GRIN.com hochladen und kostenlos publizieren

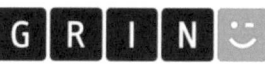

Christian Kunow

Qigong im Alter

GRIN Verlag

Bibliografische Information der Deutschen Nationalbibliothek:

Die Deutsche Bibliothek verzeichnet diese Publikation in der Deutschen National-
bibliografie; detaillierte bibliografische Daten sind im Internet über http://dnb.d-
nb.de/ abrufbar.

Impressum:

Copyright © 2012 GRIN Verlag, Open Publishing GmbH
Druck und Bindung: Books on Demand GmbH, Norderstedt Germany
ISBN: 978-3-656-18838-4

Dieses Buch bei GRIN:

Http://www.grin.com/de/e-book/192876/qigong-im-alter

GRIN - Your knowledge has value

Der GRIN Verlag publiziert seit 1998 wissenschaftliche Arbeiten von Studenten, Hochschullehrern und anderen Akademikern als eBook und gedrucktes Buch. Die Verlagswebsite www.grin.com ist die ideale Plattform zur Veröffentlichung von Hausarbeiten, Abschlussarbeiten, wissenschaftlichen Aufsätzen, Dissertationen und Fachbüchern.

Besuchen Sie uns im Internet:

http://www.grin.com/

http://www.facebook.com/grincom

http://www.twitter.com/grin_com

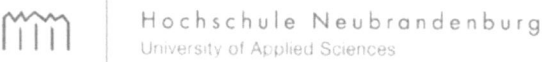

Hochschule Neubrandenburg
University of Applied Sciences

Hochschule Neubrandenburg

Fachbereich: Gesundheit, Pflege, Management
Studiengang: Management im Sozial- und Gesundheitswesen

Modul: MSG10 Gesundheits-Qigong

Thema:

Qigong im Alter

Vorgelegt von: Christian Kunow

Tag der Einreichung: 23.01.2012

INHALTSVERZEICHNIS

Abkürzungsverzeichnis

Abb.	Abbildung
bspw.	beispielsweise
bzgl.	bezüglich
bzw.	beziehungsweise
d.h.	das heißt
et al.	et alii (und andere)
evt.	eventuell
f	folgend
ff	fort folgend
FK	Funktionskreis
o.g.	oben genannt
s.	siehe
S.	Seite
sog.	sogenannt
u.a.	unter anderem
vgl.	vergleiche
z.B.	zum Beispiel
zit.	zitiert

1. Einleitung

Die fortschreitende demographische Entwicklung, bei der der Anteil der älteren Bevölkerung immer weiter zunimmt, führt dazu, dass sich die medizinischen Aufgaben qualitativ und quantitativ verschieben.[1]

Für ältere Menschen ist typisch, dass sie nicht nur eine Krankheit haben, sondern unter einer Vielzahl von Erkrankungen (Multimorbidität) leiden. Dazu kommen eine überdosierte Medikation und eine psychosoziale Isolation. Dies kann akute Krankheiten verursachen.[2] Häufig im Alter vorkommende Krankheiten sind die des Bewegungsapparates. Solche Krankheiten können dazu führen, dass ältere Menschen in ihrer Mobilität eingeschränkt sind, die Mobilität sogar verlieren und sie dadurch in ihrem zu Hause gefangen werden und vereinsamen. Daneben lassen die kognitiven sowie sensorischen Leistungen nach. Zusammen mit anderen Krankheiten entsteht ein Merkmalskomplex aus Immobilität, Inkontinenz, intellektueller Abbau und Instabilität. Die vier „I's" der Geriatrie verstärken sich gegenseitig und bedrohen die letzten Lebensjahre älterer Menschen.[3]

Die Frage ist nun, mit welchen therapeutischen Maßnahmen diesen Problemen begegnet werden kann? Von einer herkömmlichen kurativen und diagnosebetonten Therapie sollte Abstand genommen werden. Im Mittelpunkt der Therapie steht die Aufrechterhaltung der Funktion und nicht die Wiederherstellung und Heilung. Funktionelle Einschränkungen von älteren Menschen sind reversibel oder können zumindest kompensiert werden. Eine mögliche Lösung stellt die chinesische Heilkunst Qigong dar. Als komplementärer selbsttherapeutischer Ansatz kann Qigong Einschränkungen lindern oder gar beheben.[4]

Die vorliegende Arbeit untersucht zunächst, inwieweit Qigong eine sinnvolle Methode für das Anwendungsgebiet für ältere Menschen ist (*Abschnitt 2*). Danach wird Qigong auf ausgewählte Krankheiten des Herz-Kreislauf-Systems, die für Ältere typisch sind, bezogen (*Abschnitt 3*). Ein Fazit (*Abschnitt 4*) rundet die Arbeit ab.

---

[1] Vgl. Statistisches Bundesamt 2003 zit. in: Zumfelde-Hüneburg 2007, S. 317.
[2] Vgl. Zumfelde-Hüneburg 2007, S. 317.
[3] Vgl. Basler et al. 1999 zit. in: Zumfelde-Hüneburg 2007, S. 317.
[4] Vgl. Zumfelde-Hüneburg 2007, S. 317.

2. Qigong als Anwendungsgebiet für ältere Menschen[5]

2.1 Allgemeines zur Durchführung

Der Raum, in dem Qigong ausgeübt wird, sollte entweder ebenerdig oder zumindest mit einem Aufzug zu erreichen sein. Im Übungsraum haben ausreichend Hocker und Stühle zu stehen. Damit können auch ältere Teilnehmer mit körperlichen Einschränkungen und die nicht in der Lage sind zu stehen, Qigong im Sitzen durchführen. Die Teilnehmerzahl der Gruppe sollte zwischen zehn und zwölf Personen liegen. Somit kann der Übungsleiter leichter die Probleme jedes Teilnehmers erkennen und darauf individuell eingehen. Der Übungsleiter hat eine einfache, klare und laute Artikulation zu finden, damit auch Teilnehmer, die eine nachlassende Hörfähigkeit haben, ihm akustisch folgen können. Er sollte sich stets vergewissern, ob er von den Teilnehmern verstanden wird.[6]

2.2 Besonderheit der Atmung

Beim Qigong ist die Natürlichkeit der Atmung wichtig. Ein ungestörtes und natürliches Atmen, das als lang, tief, gleichmäßig, fein und sanft zu beschreiben ist, hat einige Vorteile. Es gewährleistet die Erwärmung der Atemluft in der Nase, nutzt die Kapazität der Lungen aus und vergrößert die Schwingungsweite der Zwerchfellbewegungen, was eine sanfte Massage der Bauchorgane bewirkt. Tiefe Atemzüge führen im Gegensatz zu einer flachen Atmung dazu, dass die Atemluft gleichmäßiger in den Lungen verteilt wird. Dazu kommt eine bessere Ventilation der Lungenbläschen (Alveolen). Bei älteren Menschen kann „air trapping" vorliegen, bei dem manche Lungenareale nicht mehr Atemluft austauschen können. Die Gefahr einer Lungenentzündung wird größer. Daher ist es umso bedeutender, dass ältere Menschen bei der Ausübung des Qigong auf die Natürlichkeit ihrer Atmung achten, um dem „air trapping" vorzubeugen.[7]

---

[5] Einen vertieften Einblick in Qigong-Übungen für ältere Menschen gibt Blum (2006, S. 241ff).
[6] Vgl. Zumfelde-Hüneburg 2007, S. 322f.
[7] Vgl. Zumfelde-Hüneburg 1994; Zumfelde-Hüneburg/Hüneburg 1996; Zumfelde-Hüneburg 2007.

2.3 Vier „I's" der Geriatrie

2.3.1 Instabilität

Qigong eignet sich für die Stärkung der Stabilität des Körpers und des Gleichgewichtssinns. Die langsamen Bewegungen der Übungen verbessern die Wahrnehmung der verschiedenen Körperpositionen. Bestandteil und Prinzip jeder Übung ist die Entwicklung der unteren Festigkeit: also mehr Bodenständigkeit. Die Kraft, die im unteren Körperbereich (Yin) entspringt, entfaltet sich in dem oberen Körperbereich (Yan) nach oben. Der untere Körperteil soll fest mit dem Boden verbunden sein (Erdung, Verwurzelung) und sich kraftvoll anfühlen, der obere Körperteil dagegen locker, leicht und leer. Das konsequente Üben des Stehens und Abrollens der Füße bewirkt eine Veränderung der Fußstatik. Dies führt zu einer verbesserten Abfederung, aus der eine Veränderung der Muskulatur des Bewegungs- und Halteapparates und in der Folge eine bessere Aufrichtung des Körpers resultieren kann. Zudem kann das Üben der Aufrichtung des Rumpfes und speziell der Wirbelsäule die Bewegungskoordination und Körperstatik verbessern. So können alte und in den Jahren eingefahrene und konservierte Halte- und Bewegungsmuster verändert werden.[8]

Nach der chinesischen Medizin wird die ursprüngliche Lebenskraft in der Niere gespeichert. Die Niere ist dabei eng mit bspw. den Beinen und Füßen verbunden. Ein Nachlassen der Lebenskraft führt zur Schwächung dieser Bereiche und zu Funktionseinbußen in allen anderen Bereichen. Einige Übungselemente dienen dazu, es zu verhindern und ein festes Fundament zu entwickeln. Dazu zählen u.a. die Vorstellung eines festen Stehens auf der Erde wie ein fest verwurzelter Baum sowie das Einnehmen einer Körperhaltung mit leicht gebeugten Knien, wobei die Gesäßkraft nach unten gerichtet ist. Es gilt dabei die Vorstellung zu gewichten: die nach unten gerichtete Vorstellung mit 70 Prozent und die nach oben gerichtete Vorstellung mit 30 Prozent zu üben. Zusammen mit der Wahrnehmungsschulung in Beinen und Füßen fördern die Übungen des Qigong die Stabilität älterer Menschen. Zugleich dienen die Übungen indirekt als Sturzprophylaxe.[9] Sie kön-

---

[8] Vgl. Plötz 2006, S. 179; Zumfelde-Hüneburg 2007, S. 318; dazu auch Düwal 2006, S. 263.
[9] Vgl. Zumfelde-Hüneburg 2007, S. 318f.

nen die Koordinationsfähigkeit fördern, die Stützfunktion des Bewegungsapparates verbessern und somit die Sturzgefahr verringern.[10]

2.3.2 Immobilität

Ältere Menschen leiden aus verschiedenen Gründen unter Immobilität, die mit dem älter werden immer weiter zunimmt. Zu den Ursachen gehören u.a. Übergewicht und chronische Schmerzen im Bewegungsapparat. Lediglich die zum An- und Auskleiden, Essen, Waschen, Hausarbeiten etc. benötigten Bewegungsabläufe werden noch ausgeführt. Die allgemeine Leistungsminderung älterer Menschen kann auf das Fehlen adäquater Belastungsanreize zurückgeführt werden. Zwar treten im natürlichen Alterungsprozess bspw. Muskelatrophie und eine geringere Beweglichkeit auf, die unvermeidbar sind. Der Prozess lässt sich jedoch durch sportliche Betätigung erheblich verlangsamen. Aber Ältere ziehen die Bequemlichkeit und die körperliche Inaktivität vor. Sie betrachten es als Entspannung und Erholung.[11] Ihre innere Haltung, die sie nach außen kommunizieren, sagt einen körperlichen Verschleiß und Verbrauch aus.[12]

Übungen des Qigong tragen dazu bei, die Beweglichkeit zu verbessern, die Ausdauer zu steigern, die Körperwahrnehmung zu schulen und Koordination und Kraft besonders in den unteren Extremitäten zu entfalten und zu stärken.[13] Qigong fügt sich daneben in das multimodale Konzept der Schmerztherapie ein. Die Übungen können Bestandteil nichtinvasiver und nichtmedikamentöser Schmerztherapie sein.[14] Außerdem regt regelmäßiges Qigong das Wachstum von Knochenzellen an. Dies wiederum bewirkt eine Verbesserung der Knochenstabilität und -flexibilität in den trainierten Bereichen. Qigong eignet sich demnach zur Osteoporoseprophylaxe.[15]

---

[10] Vgl. Plötz 2006, S. 178.
[11] Vgl. Zumfelde-Hüneburg 2007, S. 319.
[12] Vgl. Plötz 2006, S. 178.
[13] Vgl. Plötz 2006, S. 178ff; Zumfelde-Hüneburg 2007, S. 319f.
[14] Vgl. Zumfelde-Hüneburg 2004 zit. in: Zumfelde-Hüneburg 2007, S. 320; auch in Plötz 2006, S. 179.
[15] Vgl. Plötz 2006, S. 179f.

2.3.3 Intellektueller Abbau

Vergesslichkeit und Konzentrationsmängel nehmen mit dem Alter zu. Geistige Fitness und geistige Leistungsfähigkeit sind aber nicht vom Alter abhängig, sondern vom geistigen Training. Aus der hirnphysiologischen Forschung ist bekannt, dass zwischen Körper, Geist und Seele eine Wechselwirkung besteht. So fördert körperliche Aktivität die geistigen Fähigkeiten. Hirntraining aktiviert und vitalisiert umgekehrt den Körper. Qigong-Übungen sprechen neben der körperlichen auch die geistige Ebene an. Sie erhöhen die allgemeine Lernfähigkeit und entsprechen einem ganzheitlichen Gedächtnistraining. Dabei werden Kreativität, Fantasie, assoziatives Denken, Merkfähigkeit, Konzentration, Wahrnehmung und Entspannung angesprochen.[16]

Qigong beinhaltet aktive Übungen unter der kontrollierenden, steuernden und leitenden Funktion des Geistes. Bei den Übungen des Qigong verkörpert der Körper die Basis, der Geist gilt als Anführer. Unter dem Begriff Geist werden alle geistigen Aktivitäten zusammengefasst. Er versteht sich als konstellierende Kraft. Der Geist leitet die Übungen in verschiedene Ebenen an: als betrachtende Aufmerksamkeit, als Vorstellungskraft, als Gedanken oder als Bewusstsein.[17]

2.3.4 Inkontinenz

Ältere Menschen können unter Inkontinenz leiden. Die beim Qigong ständig wiederholende Anspannung der Beckenbodenmuskulatur kann nach längerem Üben zur Inkontinenzvorbeugung beitragen. In den Übungen des Qigong sind drei schließende Kräfte ein Hauptbestandteil der Übungen: die Kraft der Knie, die Kraft des Beckens und die Kraft in den Schultern. Die schließende Kraft des Beckens stellt man sich so vor, dass sich die Hüftgelenke und die Beckenschaufeln nach vorne ein wenig zu einem Rund schließen. Dabei geht man von der Vorstellung aus, dass das Becken mit einem Tuch umschlungen und der Unterbauch geringfügig eingezogen sei. Zudem werden die unteren Körperöff-

---

[16] Vgl. Zumfelde-Hüneburg 2007, S. 320f.
[17] Vgl. Zumfelde-Hüneburg 2007, S. 321.

nungen leicht geschlossen. Man stellt sich vor, das Becken ist ein Gefäß, aus dem keine Flüssigkeit entweichen dürfte.[18]

2.4 Persönliche Erfahrungen von älteren Praktizierenden

Die von Düwal beschriebenen Erfahrungen von drei Personen, die zwischen 73 und 87 Jahre alt sind und seit über drei Jahren in einer Gruppe von acht Teilnehmern Qigong praktizieren, vermitteln ein positives Bild des Qigong. Alle drei Personen übten täglich. Aufgrund des selbstständigen Übens sammelten sie wertvolle Erfahrungen.[19]

Gerda Z., 87 Jahre alt, war zu Beginn der Übungspraxis unruhig und überaktiv. Zudem fiel es ihr schwer, die Vorstellungskraft im unteren Körperbereich aufzubringen, da sie ihre Gedanken nicht ordnen konnte. Mit der Übung „Sitzen wie eine Glocke" erreichte sie eine innere Ruhe und eine tiefe Atmung. Nach dieser Übung fühlte sie sich gestärkt und ausgeruht. Sie fand das richtige Verhältnis von Spannung und Entspannung und sie bekam ein Gefühl für die Körperhaltung. Sie lernte, ihre Lebenskraft zu bewahren.[20]

Hanna K., 81 Jahre alt, übte Qigong ohne ein vorgegebenes Konzept. Mit dem obersten Prinzip des Qigong, dem Üben nach den Naturgesetzen, konnte sie ihre inneren Körperfunktionen besser koordinieren. Damit wurden den Körper stärkende und heilende Wirkungen erzielt. Da sie morgens vor dem Aufstehen übte, verbesserten sich die Blut- und Lymphzirkulation und die Muskelkoordination. Seit Beginn des Übens ist sie beweglicher, hat ein anderes Lebensgefühl und geht besser mit Stresssituationen um.[21]

Ruth F., 73 Jahre alt, begann Qigong mit dem Ziel, ihren Gesundheitszustand zu verbessern und sich nicht aufzugeben. Die Übungen fielen ihr spontan ohne nachzudenken ein. Besonders angenehm empfand sie die Übung des „Kranichs", wo die Bewegungen eine lockere Ausdehnung und Leichtigkeit besaßen. Es kam zu einer pulsierenden Wärme im Kreuzbeinbereich, die sie tief und frei aufatmen ließ. Ihr Brustraum entspannte sich.[22]

---

[18] Vgl. Zumfelde-Hüneburg 2007, S. 321.
[19] Vgl. Düwal 2006, S. 263.
[20] Vgl. Düwal 2006, S. 263f.
[21] Vgl. Düwal 2006, S. 264.
[22] Vgl. Düwal 2006, S. 265.

3.   Qigong für Krankheiten des Herz-Kreislauf-Systems[23]

Dem Qigong wird in vielen Bereichen eine positive Wirkung zugeschrieben. Neben den Bereichen der Lunge und der Atemwege, des Immunsystems, des Nervensystems[24] und des im *Abschnitt 2.3.1* und *2.3.2* thematisierten Bewegungsapparates hat Qigong eine positive Wirkung auf das Herz-Kreislauf-System. Erkrankungen des Herzens sowie des Kreislaufs sind typisch für ältere Menschen. Sie leiden z.b. unter Hypertonie, Hypotonie oder Koronaren Herzerkrankungen.

3.1   Hypertonie

Bluthochdruck (Hypertonie) entsteht dadurch, dass die obere Körperhälfte energetisch überladen und die untere Körperhälfte energetisch geschwächt ist. Für die Überladung im oberen Körperbereich ist das Yang des Funktionskreises (FK) Leber verantwortlich. Das Yang schlägt dabei aufgrund von Wind, Glut oder Hitze unkontrolliert empor. Für die Schwäche des unteren Körperbereichs ist das Xue oder Yin des FK Leber und/oder des FK Niere ursächlich. Der FK Leber und der FK Niere reichen als Widerlager nicht mehr aus, was zur Folge haben könnte, dass das Yang des FK Herz oder des FK Leber überhand nimmt. Die FK der oberen und der unteren Körperhälfte verursachen der Hypertonie zuzuschreibenden Symptome wie z.B. Kopfschmerzen, Schwindel, Ohrgeräusche etc.[25]

Der therapeutische Ansatz des Qigong umfasst unter anderem das Besänftigen und Absenken des Yang des FK Leber. Zudem beinhaltet der Ansatz das Stützen des Xue oder des Yin des FK Leber als Widerlager zum Yang. Die FK der Mitte, der FK Milz und der FK Magen sind zu kräftigen, falls eine Schleimbelastung dies ergänzt. Außerdem gehört zum Ansatz des Qigong das Beruhigen geistiger Kräfte und das Sedieren des FK Herz.[26]

---

[23] Zu Beschwerden und Krankheiten im Alter im Bezug zur allgemeinen chinesischen Medizin gibt der Sammelband von Noll/Ziegler (2006) Auskunft.
[24] Zu den Wirkungen des Qigong in diesen Bereichen ausführlich Plötz 2006, S. 181ff.
[25] Vgl. Engelhardt/Zumfelde-Hüneburg 2007, S. 103f.
[26] Vgl. Engelhardt/Zumfelde-Hüneburg 2007, S. 104.

Für die Therapie gegen Bluthochdruck sind besonders die Qigong-Übungen geeignet, die Ruhe und Ausgewogenheit vermitteln und keine dynamisierende Wirkung aufweisen. Dazu zählen auch solche Übungen, die den Grundsatz „Oben leer, unten fest" beachten. Die Ausführung der Übungen sollte den sinkenden Elementen Aufmerksamkeit geben. Damit wird das Yang des FK Leber besänftigt und abgesenkt sowie die geistigen Kräfte beruhigt. Bei den Übungen sind die Arme maximal auf Schulter- oder Brusthöhe zu heben. Zudem darf der Rumpf nicht zu weit nach vorne gebeugt werden, so dass der Kopf über die Taillenhöhe kommt.[27]

Die „Kranich-Übungen" haben stark den Grundsatz „Oben leer, unten fest" integriert, da sich die Bewegungen nur langsam von unten nach oben entwickeln und wieder zurückkehren. Von der Übung „Sechs Laute" ist der Laut *xu*, der dem FK Leber zugeordnet ist, und der Laut *ke*, der dem FK Herz zugehörig ist, empfehlenswert. Die Laute sind erst dann zu üben, wenn in der unteren Körperhälfte eine bestimmte Festigkeit vorhanden ist. Die „Übungen im Gehen" können den gleichmäßigen, freien Fluss des Qi gewährleisten und somit das Yang des FK Leber besänftigen. Zudem sind Entspannungsübungen zu empfehlen, wie z.B. die „Drei-Linien-Übung", die dazu ausgerichtet sind, das Qi abzusenken.[28]

3.2 Hypotonie

Grundsätzlich liegt bei Hypotonie eine energetische Schwäche vor. Die Schwäche kann drei Bereiche betreffen: das Qi und Xue des FK Milz und des FK Magen (= FK Mitte), das Qi oder Yang des FK Herz und/oder das Yang des FK Niere. Die FK verursachen die typischen Symptome der Hypotonie wie z.B. Kältegefühl, blasser Teint, Kurzatmigkeit, Müdigkeit, allgemeine Schwäche, erschöpfter oder tiefer Puls, Schweiß, verminderter Appetit etc.[29]

Der therapeutische Ansatz des Qigong beruht darauf, dass die FK Mitte (FK Milz und der FK Magen) gestützt werden sollen, um so das Qi und Xue hervorzubringen. Zudem

---

[27] Vgl. Engelhardt/Zumfelde-Hüneburg 2007, S. 104.
[28] Vgl. Engelhardt/Zumfelde-Hüneburg 2007, S. 104f.
[29] Vgl. Engelhardt/Zumfelde-Hüneburg 2007, S. 99f.

werden das Qi bzw. Yang des FK Herz gestärkt. Damit soll ihre Entfaltung gewährleistet werden. Hinzu kommt das Kräftigen des Yang des FK Niere, um den Erhalt der stützenden und wärmenden Funktion von unten zu ermöglichen.[30]

Es sind besonders die Qigong-Übungen geeignet, die zum einen den sammelnden und zuführenden Aspekt betonen und zum anderen zur notwendigen Entfaltung von Qi und Xue beitragen. Wenn der sammelnde und zuführende Aspekt im Vordergrund steht, ist mit Übungen zur Sammlung der Vorstellungskraft oder mit einfachen Entspannungsübungen zu beginnen. Diese werden im Sitzen oder Liegen ausgeführt. Am Anfang der Übungen sollten aber solche im Sitzen vorgezogen werden. Übungen in Ruhe sind nicht empfehlenswert, da sie die Hypotonie verschlimmern können. Eine ideale Balance zwischen Ruhe und Bewegung liefern die „Acht-Brokat-Übungen" im Sitzen. Für Übungen in Bewegung eignen sich insbesondere die ersten drei Formen aus dem „Spiel der Fünf Tiere" im Sitzen, die „Acht-Brokat-Übungen" im Stehen oder die „Kranich-Übungen" im Sitzen.[31]

Mit den „Kranich-Übungen" lässt sich durch die Möglichkeit der gezielten sammelnden und zuführenden Ausführung so eine gute Basis schaffen, dass im Anschluss eine betonte Entfaltung nach oben möglich werden kann. Von der Übung der „Sechs Laute" ist besonders der Laut *hu*, der den FK Milz und Magen zuzuordnen ist, der dem FK Herz entsprechende Laut *ke* und der dem FK Niere zugeordnete Laut *chuyu* empfehlenswert. Erst ab einer gewissen Festigkeit im unteren Körperbereich sollten die Laute geübt werden. Bei der Übung der Laute sind die sammelnden und zuführenden Aspekte zu betonen. Die Ein- und Ausatmung sollte gleich lang sein und der Laut leise bis lautlos geübt werden. Damit Qi und Xue ausreichend nach oben entfaltet werden können, das Yang dynamisiert und der Körper erwärmt wird, sind die „Acht-Brokat-Übungen" im Stehen geeignet. Mit diesen Übungen können die FK Milz und Magen aufeinander abgestimmt, das Yang des FK Milz nach oben entfaltet, das Feuer des FK Herz vertrieben, das Yang des FK Niere gestärkt und der FK Niere und die Hüfte gestützt werden.[32]

---

[30] Vgl. Engelhardt/Zumfelde-Hüneburg 2007, S. 100.
[31] Vgl. Engelhardt/Zumfelde-Hüneburg 2007, S. 100.
[32] Vgl. Engelhardt/Zumfelde-Hüneburg 2007, S. 101.

3.3 Koronare Herzerkrankungen

Koronare Herzerkrankungen werden in der chinesischen Medizin in folgende Kategorien unterteilt: Qi-Blockaden im Thoraxbereich, Brustschmerzen, Qi-Obstruktion des Herzens, Schmerzen aufgrund von Zurückweichen des FK Herz und echte Herzschmerzen. Sie zeichnen sich durch Blockaden des Qi und Xue aus, die mit Kälte und Schleim einhergehen. Möglich ist zudem eine energetische Schwäche des Yin der FK Niere und Herz oder des Yang der FK Herz und Milz. Ursachen von Koronaren Herzerkrankungen können neben Kälte, Schleim und Unausgewogenheit der Emotionen auch das Alter des Yang des FK Herz sein. Typische Symptome sind Schmerzen auf der Brust, Beklemmungsgefühl, Schweregefühl auf der Brust, Kurzatmigkeit, Schlafstörungen etc.[33]

Der therapeutische Ansatz fußt in der Dynamisierung des Qi- und Xue-Flusses und der Auflösung der Stasen. Das Yang der FK Niere, Herz und Milz wird erwärmt oder das Yin der FK Niere und Herz werden gestützt. Unter Umständen muss das Yang des FK Leber abgesenkt und besänftigt werden. Die FK Milz und Magen sind zu kräftigen, falls eine Belastung durch Schleim vorliegt. Der Schleim soll ausgeleitet und umgewandelt werden.[34]

Falls eine energetische Schwäche im Vordergrund steht, ist mit Übungen zur Sammlung der Vorstellungskraft oder mit einfachen Entspannungsübungen anzufangen, die sitzend oder liegend durchzuführen sind. Die „Kranich-Übungen" können mittels absenkender und anhebender Armbewegungen die FK Niere und Milz stärken und die Durchgängigkeit der Leitbahnen in den Armen und in der Brust unterstützen. Von den Übungen der „Sechs Laute" ist der dem FK Herz zugeordnete Laut *ke* und der dem FK Niere zugeordneten Laut *chuyu* empfehlenswert. Es ist sinnvoll, alle sechs Laute zu üben und im Anschluss daran gezielt die Laute *ke* und *chuyu* zu wiederholen. Die Übungen aus dem „Spiel des Bären" des „Spiels der Fünf Tiere" bieten eine gute Balance zwischen Stützen der FK Niere, Herz und Milz und Bewegung. Bei einer wenig körperlichen Belastung werden Qi und Xue bewegt und die Armbewegungen im mittleren Körperbereich ausgeführt.[35]

---

[33] Vgl. Engelhardt/Zumfelde-Hüneburg 2007, S. 108.
[34] Vgl. Engelhardt/Zumfelde-Hüneburg 2007, S. 108.
[35] Vgl. Engelhardt/Zumfelde-Hüneburg 2007, S. 109.

4. Fazit

Das Alter ist kein Grund, um auf Qigong-Übungen mit dem Ziel der Wiederherstellung der Gesundheit oder der Gesunderhaltung zu verzichten. Wenn die Übungen in der richtigen Art und Weise praktiziert und ihre Prinzipien beachtet werden, können eine Reihe von positiven Veränderungen des Körpers bewirkt werden.[36]

Gerade für ältere Menschen stellt Qigong eine Möglichkeit dar, um das eigene Sein und Veränderungen, die mit dem älter werden verbunden sind, zu beeinflussen und um den Gesundheitszustand zu verbessern. Voraussetzung ist aber, dass bei den Älteren sportliche Aktivität und Motivation vorhanden sind. Die mit den Qigong-Übungen gemachten Erfahrungen und das Erleben des eigenen Körpers, der eigenen Beweglichkeit und Kraft steigern das Ich-Gefühl und die eigene Sicherheit.[37]

Qigong kann dazu helfen, die Lebendigkeit sowie die geistige und körperliche Beweglichkeit älterer Menschen zu fördern. Die beim Qigong praktizierten fließenden Bewegungen lösen Erstarrungen und Verspannungen. Bereiche des Körpers, die unbelebt und erschlafft waren, werden vom Qi durchströmt und können sich dadurch erwärmen, besser empfunden und in das eigene Körperbild integriert werden. Die Lust, sich zu bewegen, sich auszudrücken und zu leben, wird angeregt.[38]

Die Ausübung des Qigong in der Gruppe fördert den Kontakt mit anderen und holt die Älteren aus der Isolation. Die Übungen können verändert und für verschiedene Situationen angepasst werden. Damit kann in jedem gesundheitlichen Zustand Qigong ausgeübt werden. Es ist festzuhalten, dass Qigong das seelische und körperliche Wohlbefinden positiv beeinflusst, was Ältere dazu verhelfen kann, ein hohes Alter zu erreichen.[39] Durch das Zusammenwirken der beim Qigong geübten Trainingsaspekte Entspannung, Ausdauer, Kraft, Koordination, Beweglichkeit, Geschwindigkeit, Dehnung und Reaktion kann die Fitness und die Gesundheit bis ins hohe Alter erhalten werden.[40]

---

[36] Vgl. Düwal 2006, S. 263.
[37] Vgl. Plötz 2006, S. 192.
[38] Vgl. Zumfelde-Hüneburg 2007, S. 323.
[39] Vgl. Zumfelde-Hüneburg 2007, S. 323.
[40] Vgl. Plötz 2006, S. 177.

5. Literaturverzeichnis

Basler, H.-D./ **Grassl**, C./ **Griessinger**, N./ **Heinrich**, R./ **Nehen**, H.G./ **Siegel**, R./ (1999): Schmerz im Alter Band1: Grundlagen der schmerztherapeutischen Versorgung älterer Menschen. Lukon: Puchheim.

Blum, U. (2006): Übungen des Qigong – das Werkzeug des weisen Menschen. In: Noll, A./ Ziegler, B.: Der ältere Patient in der chinesischen Medizin. Elsevier: München, S. 241-261

Düwal, H. (2006): Qigong in der Geriatrie – Aufrichtung und Beweglichkeit im Alter. In: Noll, A./ Ziegler, B.: Der ältere Patient in der chinesischen Medizin. Elsevier: München, S. 263-267

Engelhardt, U./ **Zumfelde-Hüneburg**, C. (2007): Erkrankungen des Herzens und des Kreislaufs. In: Engelhardt, U./ Hildenbrand, G./ Zumfelde-Hüneburg, C.: Leitfaden Qigong. Gesundheitsfördernde und therapeutische Übungen der chinesischen Medizin. Elsevier: München, S. 99-111.

Noll, A./ **Ziegler**, B. (2006): Der ältere Patient in der chinesischen Medizin. Elsevier: München

Plötz, M. (2006): Qigong (auch für Bettlägerige). In: Noll, A./ Ziegler, B.: Der ältere Patient in der chinesischen Medizin. Elsevier: München, S. 175-192.

Statistisches Bundesamt (2003): Bevölkerungsentwicklung Deutschlands bis zum Jahr 2050. Pressemitteilung 6.Juni 2003.

Zumfelde-Hüneburg, C. (1994): Einfluss der Qigong-Übungsmethode „Tuna" auf Parameter der Kreislauf- und Atemfunktion. In: Zeitschrift für Qigong Yangsheng. 1994, S. 13-19.

Zumfelde-Hüneburg, C. (2004): Qigong Yangsheng in der Schmerztherapie. Deutsche Zeitschrift für Akupunktur. 47/1, S. 18-24.

Zumfelde-Hüneburg, C. (2007): Qigong mit Senioren – auf festem Fuß ins hohe Alter. In: Engelhardt, U./ Hildenbrand, G./ Zumfelde-Hüneburg, C.: Leitfaden Qigong. Gesundheitsfördernde und therapeutische Übungen der chinesischen Medizin. Elsevier: München, S. 317-323.

Zumfelde-Hüneburg, C./ **Hüneburg**, H. (1996): Auswirkungen der Qigong-Übungsmethode „Tuna" auf Energieverbrauch und Atmung. In: Zeitschrift für Qigong Yangsheng. 1996, S. 51-55.

Weiterführende Literatur

Krafft, C. (1998): Fallbericht über die Arbeit mit Qigong Yangsheng bei einer Patientin mit Bluthochdruck. In: Zeitschrift für Qigong Yangsheng. 1998, S. 69-70.

Hofmann, I. (1999): Qigong Yangsheng in der Bewegungstherapie bei koronarer Herzerkrankung. In: Zeitschrift für Qigong Yangsheng. 1999, S. 105-106.

Ritter, C. (2000): Qigong Yangsheng als Zusatztherapie bei Bluthochdruck im Vergleich zu einer westlichen Entspannungstherapie. Eine randomisierte, kontrollierte Pilotstudie. In: Zeitschrift für Qigong Yangsheng. 2000, S. 82-87.

Wersche, K. (1994): „Frühe" klinische Studien aus China über den Effekt von Qigong bei Asthma bronchiale, Ulcus ventriculi et duodeni und Hypertonus. In: Zeitschrift für Qigong Yangsheng. 1994, S. 42-49.